LES

PARALYSIES

DE

LA CHORÉE

(CHORÉE PARALYSANTE)

PAR LE DOCTEUR

Édouard RONDOT

*Professeur agrégé à la Faculté de Médecine, chargé du cours complémentaire
de Clinique médicale des Enfants, Médecin des Hôpitaux.*

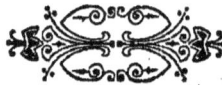

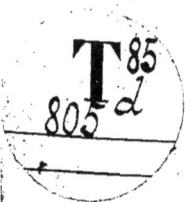
BORDEAUX
IMPRIMERIE DU MIDI

91 —. Rue Porte-Dijeaux — 91

—

1889

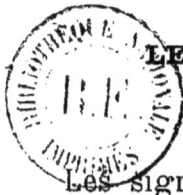

LES PARALYSIES DE LA CHORÉE

Les signes d'affaiblissement de la motricité se montrant au cours de la chorée sont encore très peu connus puisqu'il y a cinq ans, mon collègue Ollive n'en trouvait pas plus de vingt-quatre observations disséminées dans les recueils scientifiques ou dans les publications périodiques. J'ai eu tout récemment l'occasion d'observer deux enfants chez lesquels des phénomènes parétiques se sont montrés en relation évidente avec la chorée. Dans l'un, il s'agissait d'un affaiblissement des membres gauches survenu chez une petite fille qu'on me conduisait comme atteinte d'un début de paralysie ; je la fis entrer dans mon service et pus m'assurer qu'il existait en même temps que cette impotence motrice, des mouvements choréiques qui, malgré leur peu d'intensité, me permirent de reconnaître la *limp chorea* des Anglais, la *chorée molle*, que mon regretté maître Archambault a tout spécialement contribué à faire connaître en France.

Le second cas concernait un jeune garçon que je traitais pour une chorée simple et chez lequel l'antipyrine m'avait donné peu de résultats, quand la sœur de la salle me fit remarquer que depuis quelques jours, cet enfant ne se servait plus de son membre supérieur droit et devenait gaucher. Je constatai l'existence d'une parésie très accentuée dont toutes les modalités sont rapportées dans l'observation IV.

Ces deux faits, ainsi que trois autres observés plus récemment, m'ont permis de présenter aux élèves des types bien nets de la paralysie qui survient, soit au début, soit dans le cours de la chorée et m'ont fourni l'occasion de leur exposer, dans une de mes dernières leçons, un résumé de la question, dont je vais rapporter les détails principaux pour bien préciser l'état actuel de nos connaissances sur un sujet auquel s'attache un double intérêt scientifique et pratique.

La plupart des monographies concernant la chorée ne contiennent aucune indication sur les troubles paralytiques qui l'accompagnent, ou bien ne les mentionnent que d'une façon très vague. C'est ainsi que pour Bouteille, la maladie serait plutôt hémiplégique que convulsive, tandis que Pinel y reconnaît l'association des mouvements convulsifs à de la paralysie. Rilliet et Barthez, à propos du diagnostic, déclarent que quelques médecins confondent la chorée avec la paralysie, et ils indiquent que « si, dans certains cas, les bras pendent inertes sur les côtés du corps, et soulevés, retombent de leur poids, cette inertie apparente n'est que momentanée, et il suffit d'examiner l'enfant pendant quelques instants pour s'assurer que cette extrémité en apparence paralysée ne tardera pas à être agitée de mouvements insolites ». Comme on le voit, ces deux auteurs ont parfaitement indiqué la parésie des choréiques, mais ils semblent en rejeter la nature paralytique en raison de l'apparition des mouvements désordonnés qui sont le propre de la chorée.

Il faut arriver à 1856 pour trouver dans la description de Tood, avec trois observations à l'appui, un exposé complet de ces troubles moteurs qu'il considère comme fréquents et qu'il a eu l'occasion de rencontrer très souvent dans sa pratique (1). En indiquant la prédominance de la forme hémiplégique, moins accentuée cependant sur le membre inférieur, Tood est le premier qui spécifie nettement la non participation de la face à cet ensemble symptomatique. Pour lui ces paralysies rappellent assez celles qu'on peut observer dans les lésions tuberculeuses de l'encéphale et il émet l'hypothèse de leur subordination possible à une altération du centre de la volition et de l'émotion, en engageant à porter les recherches anatomo-pathologiques du côté des tubercules quadrijumeaux et de la partie supérieure du mésocéphale.

Trousseau, dans ses Cliniques, cite un fait de paralysie dans la chorée et en donne une description qui en a fixé magistralement les traits principaux.

En général le membre choréique est plus lourd, et si les jambes sont atteintes, le malade traîne celle qui présente le plus d'agitation. Non moins mobile que la chorée, la paralysie en subit les différentes modalités, restant unilatérale quand les mouvements anormaux prédominent d'un seul côté, passant au côté opposé quand la chorée se déplace de ce côté, disparaissant enfin quand les autres symptômes se sont entièrement dissipés.

Toutefois Trousseau signale la persistance des phénomènes paralytiques et leur terminaison possible par l'*atrophie* des muscles les plus atteints.

Il indique enfin comme moins habituelle la forme initiale dans laquelle les paralysies devancent l'apparition des symptômes convulsifs.

(1) K. B. Tood. Clinical lectures on paralysis. London, 1856 ; p. 321.

Huchard (1) n'est pas moins explicite. « Presque toujours, dit-il, au désordre moteur s'ajoute un certain affaiblissement dans la motilité du bras et de la jambe d'un côté, sorte d'hémiplégie incomplète, comme il existe une sorte d'hémichorée incomplète. »

La paralysie s'observe surtout à gauche, et peut être croisée, atteignant le membre supérieur d'un côté et le membre inférieur du côté opposé.

C'est principalement à West (2) que nous devons la connaissance de la *chorée molle* dont il a retracé la description sous les traits essentiels qui permettent de la reconnaître, surtout à l'occasion des cas assez fréquents où les mouvements choréïques passant inaperçus, le seul fait énoncé par les parents consiste uniquement dans les troubles paralytiques qui peuvent être aussi prononcés que dans la diphtérie et dont le caractère essentiel est la curabilité par restitution de la force musculaire.

Cadet de Gassicourt (3), a été frappé de la persistance de ces paralysies dont le terme ne dépasserait cependant pas une durée de six semaines à deux mois. Le savant médecin de Trousseau n'a jamais rencontré de forme incurable.

La remarquable communication présentée par Gowers (4) au Congrès de Cambridge (1880) repose sur l'analyse de cinq observations.

On y trouve mentionnés les cas légers où l'on n'observe simplement qu'un peu d'inaction d'un membre. La perte de l'usage d'un bras est le symptôme qui attire le plus souvent l'attention. De plus,

(1) Annotations au Traité des névroses d'Axenfeld.
(2) Ch. West. Leçons cliniques sur les maladies des enfants ; traduites par Archambault.
(3) Cadet de Gassicourt. Traité clinique des maladies de l'enfance.
(4) Gowers. De la chorée paralytique. British med. Jour.; 23 avril 1881.

Gowers émet cet aphorisme généralement justifié par les faits : C'est que, toutes les fois qu'un enfant de 7 à 15 ans est atteint d'une perte de forces graduelle des bras et n'offre pas de parésie de la face, de la langue ou de la jambe, il s'agit de la chorée.

Ollive, (1) dans sa thèse, rapporte un fait personnel et cite 24 observations pour la plupart d'origine anglo-américaine. Son étude, très complète, constitue le document le plus important sur cette question et fixe d'une manière saisissante les différentes modalités des paralysies qui surviennent dans la chorée.

Hénoch (2) ne consacre que quelques lignes à notre sujet, en mentionnant qu'on peut observer de la faiblesse d'un bras et qu'il n'a pas rencontré de paralysie complète.

Enfin, dans un article récent, M. Bouchaud (3), se fondant sur deux observations personnelles qu'il rapproche de plusieurs autres, admet que la paraplégie peut également se montrer chez les choréiques.

De l'ensemble des faits consignés dans ces différents travaux se dégage bien nettement l'existence, dans la chorée, de troubles paralytiques évoluant généralement avec les allures particulières qui peuvent permettre d'en reconnaître la nature. Le plus souvent ces phénomènes se bornent à une simple parésie d'un membre supérieur ; mais on les voit également se présenter sous la forme hémiplégique et plus rarement entraîner une paraplégie plus ou moins accentuée. D'autres fois tous les muscles sem-

---

(1) Ollive. Des paralysies chez les choréiques. Th. de Paris, 1884.
(2) Ed. Henoch. Leçons cliniques sur les maladies des enfants ; traductⁿ Hendrix, 1895.
(3) J.-B. Bouchaud. Chorée et rhumatisme artic. aigu. Paraplégie consécutive. Revue mensuelle des mal. de l'enfance, décembre 1888, janvier 1889.

blent frappés d'inertie et l'on assiste à l'évolution d'une paralysie des quatre membres qu'accompagne chez quelques malades une véritable impossibilité de maintenir la tête relevée.

La face presque toujours épargnée, participait cependant au processus morbide dans une observation du professeur Charcot, citée par Ollive.

L'absence de troubles trophiques est relevée par la plupart des auteurs ; nous voyons néanmoins Trousseau et Dauchez mentionner l'atrophie musculaire consécutive à la paralysie. Les réactions électriques des muscles, du moins pour les courants induits, a paru normale dans les quelques cas où cette exploration a pu être faite : mes observations sur ce point sont très concluantes.

Les réflexes tendineux étaient abolis chez mes malades ainsi que chez celui du docteur Ollive ; M. Bouchaud note cependant l'exagération des réflexes rotuliens dans ses deux cas.

Si l'on ajoute à cette description l'apparition possible et même assez fréquente de troubles de la parole et de la phonation, on pourra se faire une idée synthétique des phénomènes paralytiques susceptibles d'escorter la chorée et dont l'intensité peut varier sous des degrés très différents depuis la simple impotence musculaire jusqu'à la paralysie la plus complète.

L'étude séméiologique de ces troubles moteurs offre d'autant plus d'intérêt qu'ils peuvent masquer les mouvements choréïques et faire supposer l'existence d'une affection beaucoup plus grave si la notion d'une chorée antérieure, actuelle ou future ne vient pas rectifier et assurer le diagnostic.

Aussi, la description de ces paralysies mérite-t-elle d'être exposée séparément suivant qu'elles précédent ou accompagnent ou bien qu'elles suivent l'explosion des mouvements caractéristiques de la névrose qui nous occupe.

Paralysies initiales et contemporaines de la chorée.

La parésie d'un bras, s'accusant par la maladresse des mouvements et la faiblesse de la préhension, semble constituer la modalité la plus habituelle des troubles paralytiques qui précèdent ou escortent la chorée. J'ai signalé l'importance que lui attribue Gowers au point de vue du diagnostic, puisqu'en l'absence de paralysie de la face et des membres inférieurs, il en fait un bon symptôme de la maladie. Toutefois, l'impotence d'un des membres inférieurs s'observe assez souvent, mais peut passer plus facilement inaperçue. Les enfants traînent la jambe par moments, font quelques faux pas dont la répétition seule attire l'attention des parents.

Mais c'est surtout sur la faiblesse de l'un des membres supérieurs qu'insistent les médecins anglais et américains, aussi bien que Trousseau, Huchard, Ollive, etc., et c'est le symptôme prédominant qui s'est présenté chez mes cinq malades.

La plupart des cas surviennent sans aucune phase prémonitoire : toutefois le malade d'Ollive et l'un des miens avaient présenté de la fièvre au début, ce qui donnait plus de valeur à l'hypothèse d'une paralysie spinale infantile.

On a noté, comme à la période initiale de la chorée, des troubles intellectuels et des modifications du caractère qui sont loin d'être la règle. La malade de M. Charcot présentait des attaques de céphalée avant l'apparition de sa paralysie. Dauchez a vu comme moi des douleurs rhumatismales envahir les articulations avant l'explosion des phénomènes parétiques.

Le fait suivant permet de se représenter sous sa forme légère, cette première variété des paralysies de la chorée.

OBSERVATION I (Personnelle)

Hémiparésie des membres supérieur et inférieur gauches ; chorée très légère.

Marie F..., 6 ans, entre dans mon service le 26 mars 1889. Elle est venue le matin à la consultation conduite par sa mère qui nous raconte qu'elle a eu la rougeole il y a deux mois, sans aucune suite immédiate et que depuis quelques jours on constate un affaiblissement très marqué des membres supérieur et inférieur du côté gauche. Ce début de paralysie s'accuse principalement quand l'enfant veut saisir les objets qu'elle lâche rapidement, et quand elle veut marcher, la locomotion s'accompagnant d'un traînement très marqué de la jambe. On n'a pas jusqu'ici reconnu de mouvements de la face ou des membres indiquant un début de chorée.

Tels sont les renseignements fournis par la mère qui me signale également en plus de la rougeole un mal de gorge fugace que je crois étranger à l'angine diphtéritique.

Les symptômes relevés le lendemain de son entrée sont les suivants :

L'affaiblissement des forces porte principalement sur le membre supérieur gauche. C'est à peine si l'enfant peut me serrer la main ; elle arrive à saisir les objets, mais en relevant la face dorsale de la main. Elle exécute tous les mouvements de l'avant bras et du bras, mais avec lenteur, et tout en atteignant le but que je lui désigne, on constate à la fin de chaque mouvement quelques oscillations d'assez large amplitude.

La même parésie s'observe au membre inférieur gauche et quoique la marche s'exécute sans claudication, on voit que la malade fait effort pour relever son pied qui par moments laisse traîner le talon et détermine quelques faux pas.

Dans le décubitus dorsal, je constate également que tous les mouvements peuvent être exécutés, avec quelques oscillations terminales analogues à celles du membre supérieur.

Les masses musculaires ne présentent aucune atrophie. Tous les muscles se contractent par l'application des courants induits ; toutefois, le triceps brachial semble réagir un peu moins que celui du côté droit.

Je n'observe aucune modification apparente dans les masses musculaires du tronc et de la nuque. La face est complètement indemne.

Partout la sensibilité est intacte.

En présence de ces phénomènes parétiques à forme hémiplégique, sans participation de la face, je pense immédiatement aux cas analogues rapportés par mon maître Archambault à la *chorée molle* et je cherche très attentivement si quelques mouvements insolites ne permettent pas de reconnaître l'existence de cette névrose.

En faisant tirer la langue, je la vois agitée de nombreuses oscillations dans toutes les directions et qui se reproduisent à tous mes examens. Quand j'engage le malade à rester immobile, on aperçoit quelques mouvements rapides agitant les doigts de la main gauche, parcourant les muscles de l'avant bras et soulevant de temps en temps l'épaule gauche. Des secousses du même ordre se montrentdans le membre inférieur et traduisent indubitablement un début de chorée.

Les réflexes rotuliens et brachiaux sont complèment abolis des deux côtés. Les pupilles, normales, réagissent bien à la lumière. Je ne trouve aucun point douloureux pas plus à l'exploration de la colonne vertébrale qu'à la palpation des membres.

Du côté du cœur je trouve un peu d'élargissement de la matité précordiale ; la pointe bat sur la ligne mammaire ; il n'existe aucun bruit anormal. Le pouls est faible, mais régulier. Rien à noter pour le reste des viscères.

Les fonctions intellectuelles et morales ne paraissent offrir aucune modification : L'état général est bon, malgré un amaigrissement très prononcé. Pas de troubles de la phonation.

Je porte le diagnostic de parésie hémiplégique du début de la chorée et prescris l'antipyrine à la dose de 3 grammes, comme je le ferais pour un cas de chorée classique.

Sous l'influence du traitement le désordre des mouvements disparaît rapidement, mais l'affaiblissement persiste, et tend plutôt à diminuer.

Dans mon dernier examen, qui date du 15 avril, je note encore une grande maladresse de la main gauche ; pour porter le verre à sa bouche, l'enfant exécute à la fin du mouvement quelques oscillations dont l'amplitude est moindre qu'au début. Du reste tous les mouvements du côté gauche s'accompagnent d'une légère déviation terminale. La trémulation qu'on ressentait quand elle serrait la main s'est notablement amendée ; on voit à de rares intervalles quelques mouvements anormaux des doigts. La force dynamométrique est toujours très diminuée : 15 à gauche, 25 à droite. La mensuration n'indique aucune différence entre les deux côtés.

A la langue les oscillations restent encore très prononcées.

On aperçoit par moments quelques mouvements choréiques du pied gauche.

Les réflexes tendineux restent abolis. La pupille gauche réagit plus lentement à la lumière que la droite.

Aucune modification de la sensibilité.

Les phénomènes que j'ai énumérés dans cette observation cadrent avec le premier degré des paralysies de la chorée dont on retrouve la description dans les monographies anglo-américaines.

L'impotence fonctionnelle, principalement accentuée dans le membre supérieur gauche, ne saurait être assimilée, du moins dans ces cas légers, à une paralysie véritable, puisque tous les mouvements sont conservés, surtout lorsqu'on met en jeu la volonté des malades. Mais en dehors de cette incitation, le membre semble inerte et pend le long du corps comme s'il était complètement privé de mouvement.

Il s'agit évidemment dans ces cas d'une simple dminution de l'action musculaire qui se traduit du reste au dynamomètre par une déviation presque insignifiante, variable suivant les malades, sans que les réactions électriques des muscles sous l'influence des courants induits paraisse aucunement modifiée.

On comprend quelle est dans les faits analogues l'importance qui s'attache à la constatation des mouvements désordonnés plus ou moins ébauchés de la chorée.

Dans plusieurs observations, les troubles parétiques font graduellement place à l'agitation musculaire incoordonnée ; dans d'autres, au contraire, la chorée reste *molle*, et la paralysie domine la scène pathologique.

L'observation personnelle rapportée par Ollive dans sa thèse (obs. VII) nous offre un exemple très concluant de cette variété dont la connaissance peut éviter des erreurs regrettables. Je la reproduis en résumant ses principaux détails.

OBSERVATION II

Chorée molle caractérisée par un état parétique des quatre membres. Guérison rapide.

Il s'agit d'un enfant de 2 ans et demi, bien portant, chez lequel on notait en même temps qu'un changement de caractère, la fréquence de faux-pas en marchant ayant débuté après une poussée fébrile avec herpès labial. Les symptômes prédominants consistaient dans la difficulté de la marche et de la station debout, et dans une irritation de caractère insolite.

Dès cette époque on avait mis en avant l'hypothèse d'une méningite tuberculeuse et celle d'une paralysie infantile.

C'est alors qu'Ollive eut l'occasion de l'examiner et reconnut une grande faiblesse des membres inférieurs avec titubation, les jambes retombant inertes sur le plan du lit, et du côté des membres supérieurs une difficulté de préhension telle que l'enfant laissait échapper tous les objets.

En même temps on observait un peu d'incoordination. dans les mouvements sollicités.

L'enfant parlait avec peine.

Du côté de la sensibilité, rien d'anormal : abolition des réflexes tendineux. Pas de douleurs vertébrales.

Telle était la situation de ce jeune malade quand Archambault fut appelé à émettre son avis et indiqua qu'il croyait beaucoup avoir affaire à une *chorée molle*, et qu'en conséquence le pronostic était très favorable et devait aboutir assez rapidement à la guérison.

Il prescrivit deux gouttes de liqueur de Fowler par jour, en augmentant d'une goutte toutes les vingt quatre heures.

Au bout de deux semaines l'enfant commençait à marcher, et dans l'espace d'un mois tous les symptômes de paralysie et d'incoordination avaient disparu.

Dans ce fait d'Ollive nous ne sommes plus en présence d'une simple parésie limitée, mais de troubles paralytiques occupant tous les membres avec intégrité de la face. L'absence de phénomènes cérébraux et des symptômes habituels de la méningite ne permettait guère d'autre hypothèse plausible qu'une forme insolite de paralysie infantile. L'intégrité des muscles et quelques mouvements incoordonnés avaient permis à Archambault d'écarter le diagnostic de ces deux affections.

Cette diffusion des symptômes est exceptionnelle dans la chorée molle d'emblée, tandis que le fait qui m'est personnel correspond très exactement à ceux qu'ont observés les auteurs que j'ai cités. Le plus souvent il s'agit d'une hémiplégie incomplète et portant principalement sur un des bras. Et je rappelle à ce sujet que, d'après Gowers, quand cette parésie brachiale existe seule chez des enfants de 7 à 15 ans, il s'agit d'un trouble parétique imputable à la chorée.

L'intégrité des mouvements de la face est signalée par tous les auteurs comme un symptôme important de la *limp chorea*. Toutefois la constatation d'une paralysie faciale ne saurait suffire à écarter ce diagnostic ainsi que le démontre l'observation suivante de M. le professeur Charcot.

OBSERVATION III
(Observation VI de la thèse d'Ollive.)

Hémiparésie de la face et des membres ; chorée molle.

A la fin d'octobre 1881, la petite L..., âgée de 5 ans fut prise d'hémiparésie des membres inférieurs et supérieurs avec *participation de la face* (parésie du facial inférieur) et légère déviation de la bouche du côté opposé, la langue tirée du côté paralysé, des mouvements choréïformes dans le membre supérieur droit et même quelquefois la langue tirée involontairement.

Début progressif par des céphalées.

La question à se poser était de savoir si c'était de l'hémichorée, malgré la prédominance de la paralysie prodromique, malgré la participation de la face et la parésie simulant une hémiplégie cérébrale.

Malgré tout cela, j'ai conclu à la *chorée simple*.

L'âge était aussi une anomalie, car cette enfant était plus jeune que les choréiques ordinaires.

On ne sait rien des suites de l'affection.

Dans la plupart des faits de cette première catégorie, quel que soit le type affecté par la parésie, qu'il s'agisse d'une simple monoplégie, d'une hémiplégie ou d'une paralysie des quatre membres, qui de même que la paraplégie, ne s'observe que d'une manière tout-à-fait exceptionnelle, il est généralement possible de reconnaître l'existence de la chorée, plus ou moins rejetée au second plan par la prédominance des phé-nomènes d'asthénie musculaire. Le plus souvent le désordre des mouvements se rencontre dans les parties épargnées par la paralysie ; et dans celles qui sont frappées, on voit assez souvent se dessiner les mouvements incoordonnés qui sont surtout très appréciables quand on fixe l'attention des malades ou qu'on les prie de vous serrer la main. Dans presque tous les cas la motilité de la langue se trouve exa-gérée, et lorsqu'on l'examine un certain temps on la voit subir soit des mouvements de projection, soit des oscillations irrégulières très caractéristiques.

Quant à la marche de la maladie, son évolution peut se borner uniquement à la prédominance des symptômes parétiques. C'est une véritable *chorée paralysante* qui tend naturellement à la guérison.

Dans le fait qui m'est personnel, il est possible que l'administration de l'antipyrine n'ait pas exercé une influence moins favorable sur l'affaiblissement de la motricité que sur les mouvements choréiques qui se sont dissipés très rapidement.

Toutefois il n'est pas moins habituel de voir à la paralysie succéder une chorée franche dont la symptomatologie n'emprunte rien d'exceptionnel aux signes notés pendant sa période initiale.

Les mêmes phénomènes parétiques peuvent apparaître au cours de la chorée et se substituer graduellement aux mouvements désordonnés ou les remplacer subitement suivant les formes précédemment décrites. Le plus souvent c'est une monoplégie du bras qui survient sans aucun signe prodromique et dont les traits principaux se trouvent reproduits dans l'observation suivante :

OBSERVATION IV (Personnelle)

Monoplégie du bras droit au cours de la chorée.

Blanchard, Jean, 6 ans 1/2, entre le 30 janvier à l'hôpital des enfants. Je constate les symptômes d'une chorée de moyenne intensité, prédominant du côté droit avec mouvements désordonnés de la face et des membres, les secousses étant plus accentuées au pied et à la jambe. A ce moment on ne remarque aucun affaiblissement de la motricité. Pupilles légèrement dilatées, réagissant normalement à la lumière.

Pas de troubles de sensibilité ; absence de douleurs vertébrales et de points choréïques.

Les réflexes rotuliens sont abolis.

La pointe du cœur bat sur la ligne mammaire à 4 centimètres du rebord costal : bruits forts, bien frappés ; souffle assez rude, au premier temps, ayant son maximum à la pointe, mais diminuant un peu dans la position assise. Pouls régulier, 88.

Avant de commencer le traitement par l'antipyrine, je tiens le malade en expectation pendant plusieurs jours et reconnais que les mouvements choréïques augmentent d'intensité. Le 5 février, je donne d'emblée 3 grammes d'antipyrine : aucun symptôme nouveau, sauf du rétrécissement pupillaire, la pupille droite étant un peu plus petite que la gauche.

15 Février. — Les mouvements n'ont pas diminué. Je trouve la pointe du cœur un peu déviée en dehors en même temps que le souffle me semble plus accentué.

C'est sur ces entrefaites que la sœur du service attire mon attention sur l'affaiblissement du bras droit qu'elle a reconnu depuis plusieurs jours. Le membre supérieur reste en effet continuellement immobile le long du corps et pour jouer comme pour manger l'enfant se sert uniquement de la main gauche. La force de préhension est surtout très diminuée : quand je lui commande de saisir un objet, il exécute le mouvement, quoique avec beaucoup de lenteur, et dès qu'il tient cet objet, il est forcé de s'aider de la main gauche pour éviter de le laisser tomber. Il existe de plus un affaiblissement notable de la motilité du bras et de l'avant-bras. Les mouvements choréïques sont à peu près nuls dans le membre supérieur, mais ils persistent à la face et à la jambe.

Les masses musculaires ont conservé leur volume normal et l'on ne constate pas la moindre trace d'atrophie. La force dynamométrique de la main droite est notablement inférieure à celle de la main gauche.

Quant à la marche, elle s'exécute sans faux pas, sans traîner la jambe, de sorte que l'affaiblissement de la motricité présente tous les caractères d'une véritable monoplégie.

L'exploration électrique, renouvelée à plusieurs reprises et employée en dernier lieu dans un but thérapeutique, nous a montré que tous les muscles répondaient à l'action des courants induits, les seuls qu'il nous soit donné jusqu'ici d'utiliser à l'hôpital des Enfants.

23 Avril. — L'antipyrine que j'ai pu administrer pendant deux mois sans phénomènes d'intolérance, mais aussi sans amendement notable des symptômes choréïques, a été supprimée le 3 avril, après avoir été portée pendant plus de trois semaines à la dose de 4 grammes.

Dans ces derniers temps, les mouvements désordonnés sont devenus moins fréquents et depuis l'emploi régulier de l'électrisation, la force du membre supérieur droit semble s'accroître au point de me faire espérer une guérison définitive.

Cette observation cadre exactement avec celles qu'ont relatées les auteurs précités. Les symptômes parétiques se sont localisés d'emblée au membre supérieur droit, sans aucun trouble trophique, sans modifications des réactions électriques par les courants induits, sans qu'on ait observé de phénomènes insolites du côté des articulations, sans troubles fonctionnels de la vessie et du rectum.

L'hémiparésie se rencontre ensuite plus fréquemment que la paraplégie ou qu'un état parétique des quatre membres. On n'a pas noté jusqu'ici la participation de la face. Les altérations de la voix coïncident assez souvent avec l'une de ces formes. Quant à la paralysie du voile du palais, je ne connais guère que l'observation de Clifford Albertt, qui la mentionne chez une choréïque de quatorze ans, où la durée ne dépassa pas trois jours. Aucun phénomène paralytique ne fut relevé du côté des membres.

Ces parésies, toujours transitoires, évoluent, comme celles qui précèdent la chorée, vers une terminaison rapidement favorable. Tantôt elles font

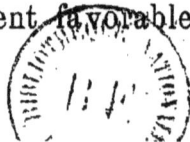

graduellement place aux mouvements incoordonnés qui reprennent leur intensité primitive; ou bien, on voit s'amender parallèlement, comme chez mon petit malade, les signes de l'akinésie et ceux de l'amyosthénie, sous l'influence combinée de l'électrisation et de l'administration d'un médicament sédatif des réflexes névro-musculaires, tel que l'antipyrine.

Paralysies consécutives à la chorée.

Les mêmes accidents peuvent enfin se développer à la suite de la chorée, sans présenter plus de gravité, sans s'accompagner de troubles trophiques, du moins dans la généralité des cas. Presque toutes les observations sont négatives en ce qui concerne l'étude des réflexes tendineux et des réactions électriques.

C'est encore ici la monoplégie du membre supérieur gauche qui paraît la forme la plus fréquente. Il peut arriver que l'affaiblissement des membres inférieurs n'apparaisse évident que lorsqu'on lève des enfants immobilisés dans leur lit depuis un certain temps : l'observation XV d'Ollive rentre dans cette catégorie. Un bel exemple de paralysie des quatre membres est le suivant, rapporté par le professeur Charcot (1).

OBSERVATION V

Paralysie des quatre membres consécutive à la chorée. Guérison.

La petite X..., alors âgée d'une douzaine d'années, vue avec le Dr Leven. Elle sortait d'avoir une chorée assez intense avec endocardite. Mais le fait étrange était

(1) Ollive, *loc. cit.*, Observ. V.

une paralysie des quatre membres, telle que l'enfant ne pouvait se tenir debout, à peine lever les bras en l'air, et que sur un canapé sa tête retombait inerte. Tous les membres flasques; pas d'atrophie, pas de traces d'anesthésie ou de roideur; pas de réflexes tendineux.

Malgré l'endocardite, j'ai conseillé les linges mouillés, après cela l'hydrothérapie, aussitôt que la marche fut redevenue possible. Guérison complète. Mais la petite malade a succombé deux ou trois ans après à la maladie du cœur.

Les Paralysies de la chorée dans leurs rapports avec le rhumatisme articulaire aigu.

Un certain nombre d'enfants atteints de phénomènes paralytiques, en rapport avec la chorée, avaient subi déjà une ou plusieurs poussées de rhumatisme articulaire aigu. De sorte qu'il est nécessaire de rechercher si leurs paralysies ne reconnaîtraient pas une origine rhumatismale.

L'exemple suivant que j'observe actuellement permettra d'en saisir les traits essentiels.

OBSERVATION VI (PERSONNELLE)

Rhumatisme articulaire aigu ; endo-péricardite ; chorée paralysante avec monoplégie du bras droit.

Hélène B., 6 ans 1[2, vue à la consultation. Père rhumatisant.

Cette enfant a été atteinte l'an dernier d'un rhumatisme aigu avec gonflement de la plupart des articulations et présentait à la même époque des troubles cardiaques.

Depuis une quinzaine, à la suite de phénomènes fébriles, ses parents s'aperçurent qu'elle ne pouvait plus se servir de son bras droit, et le médecin de la famille conseilla l'électrisation.

L'affaiblissement porte uniquement sur le membre supérieur dont tous les mouvements sont conservés ; mais la force de préhension est considérablement diminuée, au point que la petite malade se sert exclusivement de la main gauche. Pas d'atrophie.

Sensibilité normale ; mouvements choréiques très nets survenant à de rares intervalles, dans les membres inférieurs, le tronc, les épaules. Grandes oscillations terminant les mouvements du bras droit; petites secousses convulsives en serrant la main ; langue légèrement tremblotante. Rien du côté de la face ni des yeux. Réflexes rotuliens et brachiaux complètement abolis.

La matité précordiale n'est pas exagérée, mais je trouve un prolongement rude du premier bruit, avec maximum à la pointe, empiétant sur le petit silence, sans aucune modification dans la position assise.

Selles et miction normales.

L'exploration électrique m'a permis de reconnaître que tous les muscles répondent à l'action des courants induits sans aucune différence dans les deux segments supérieurs du corps.

Il s'agit évidemment ici d'une chorée rhumatismale très atténuée, larvée pour ainsi dire et dont la manifestation la plus saillante consiste dans une parésie du membre supérieur.

Aucun des caractères que j'ai énumérés ne vient nous révéler les allures habituelles que revêtent les paralysies du rhumatisme, survenant brusquement, toujours fugaces et transitoires, alternant avec les fluxions articulaires, aussi mobiles que toutes les autres manifestations qui frappent les rhumatisants, disparaissant presque aussi rapidement que les paralysies de la chorée mettent de temps à s'éteindre.

Aussi, peut-on dire qu'il existe un contraste frappant entre les modalités des phénomènes que j'ai rapportés,

et ceux que met en œuvre la diathèse rhumatismale
quand elle entraîne des paralysies.

Mais tout en écartant l'assimilation des phénomènes parétiques de la chorée à ceux du rhumatisme, ne
pourrait-on se demander si les manifestations articulaires qu'on observe chez les choréiques ne doivent pas être
incriminées dans la pathogénie de ces paralysies. Plusieurs observations sembleraient assez favorables à cette
hypothèse, qui ne saurait être invoquée dans la majeure
partie des cas où les jointures sont restées complètement
indemnes.

Dans un fait de Rockwell, (1) un garçon de huit ans
avait souffert l'année précédente d'un rhumatisme articulaire aigu siégeant surtout à droite. Il fut frappé
d'une paralysie affectant le côté dont les jointures étaient
le plus atteintes. Trois semaines après les membres para-
lysés et les muscles de la face présentaient des mouvements choériques.

Un autre fait, observé par Dauchez (2) est plus intéressant en ce qu'il nous montre les troubles paralytiques, succédant à des douleurs articulaires, se
compliquer d'une atrophie très marquée des muscles
des éminences thénar et hypothénar qui répondaient
néanmoins aux courants faradiques.

Les altérations articulaires ne sont probable-
ment pas étrangères aux phénomènes d'affaiblissement de la motricité et aux troubles trophiques consignés au niveau des deux mains. Mais on ne saurait les invoquer au même titre pour expliquer l'impotence fonctionelle des quatre membres qui présentait ici tous les caractères des paralysies de la chorée.

(1) Rockwel. — Un cas de chorée rhumat. précédée de phénom.
paralytiques..... in New-York Med. Jal ; août 1882.

(2) Observ. VIII de la Thèse d'Ollive.

Quoiqu'il en soit, il est essentiel de tenir compte des modifications subies par les jointures sous l'influence du processus rhumatismal pour expliquer l'apparition chez les enfants de certains troubles parétiques qui paraissent se rattacher à la chorée.

J'en observe actuellement un exemple que je crois intéressant à faire connaître.

OBSERVATION VII (Personnelle)

Endo-péricardite rhumatismale. Parésie de la main gauche avec atrophie légère des muscles de l'avant-bras et du bras survenue consécutivement à une fluxion de l'articulation radio-carpienne gauche. Chorée très légère.

Noëlie, X, âgée de 13 ans, a été atteinte au mois de décembre dernier d'un rhumatisme articulaire aigü portant principalement sur l'articulation radio-carpienne gauche, sans aucune manifestation cardiaque.

Elle rentre dans le service avec une endopéricardite uniquement caractérisée par des symptômes d'auscultation : souffle au premier temps, ayant son maximum à la pointe, avec un bruit plus superficiel, étalé, un peu à cheval entre les deux bruits.

Je constate de plus un affaiblissement notable de la force de préhension de la main gauche ; tous les mouvements du bras et de l'avant-bras sont possibles ; mais la pression dynamométrique est presque nulle.

Il existe un peu d'atrophie des muscles du bras et de l'avant-bras, dont la réaction électrique ne diffère pas de celle des autres groupes musculaires. Pas de troubles de sensibilité. Absence de réflexes tendineux aux membres inférieurs et supérieurs. Un examen attentif permet de reconnaître que l'articulation radio-carpienne gauche n'est pas gonflée ; mais les mouvements étaient douloureux depuis quelques jours. Toutes les autres jointures sont complètement indemnes.

La recherche minutieuse des mouvements choréïques permet d'en reconnaître l'existence à de rares intervalles. Tantôt l'épaule gauche se soulève brusquement, la tête oscille légèrement, et quelques secousses se montrent de temps en temps dans les membres inférieurs.

La marche n'offre rien de spécial. On a remarqué dans la journée une agitation insolite qui ne laisse aucun doute sur l'existence de la chorée.

Le traitement a consisté dans l'application d'un vésicatoire à la région précordiale et dans l'administration de l'antipyrine à la dose de 3 grammes par jour.

Dans ce fait l'existence d'une parésie se rattachant à la chorée me paraît très probable ; mais la localisation articulaire me semble avoir plus spécialement présidé à l'apparition de l'atrophie des muscles et des phénomènes d'affaiblissement de la motricité qui paraissent en dépendre.

Diagnostic

Les paralysies de la chorée sont faciles à reconnaître quand elles surviennent pendant la période d'état de cette névrose, et qu'on les voit se substituer plus ou moins rapidement au désordre des mouvements volontaires ou involontaires qui la caractérisent. Quand l'incoordination semble avoir complètement disparu derrière la prédominance de l'affaiblissement musculaire, on retrouve encore par un examen attentif et détaillé, quelques-uns des phénomènes appartenant en propre à la chorée classique. La notion des troubles antérieurs de la motilité, la non participation habituelle de la face à la paralysie, l'absence des réflexes tendineux et de modifications de la sensibilité, la rareté des manifestations trophiques, sont des éléments qui plaident en faveur de la *chorée molle*. Et quand c'est une simple monoplégie brachiale n'allant pas jusqu'à la perte complète des fonctions du membre, la règle posée par Gowers doit être considérée comme juste, à condition toutefois que les circonstances précédemment énumérées puissent entrer en ligne de compte.

Mais il est plus difficile d'affirmer l'existence de la chorée quand seuls les phénomènes parétiques dominent la scène morbide. Dans ces cas cependant la recherche minutieuse de l'incoordination dans les deux ordres de mouvements permet presque toujours de remonter à cette névrose et de diagnostiquer une *chorée paralysante*, en tenant compte des autres symptômes précités, et plus particulièrement de l'absence de phénomènes cérébraux et des amyotrophies qui constituent le caractère prédominant des paralysies spinales de l'enfance. C'est à ces dernières en effet qu'on est porté à songer tout d'abord, plus particulièrement si les signes du début, comme dans l'observation d'Ollive, s'accompagnent d'un mouvement fébrile plus ou moins accentué.

Toutefois on peut rencontrer des faits de monoplégie brachiale pour lesquels il est impossible de saisir le moindre désordre de la motilité et qu'il est difficile de classer dans un autre cadre que dans celui de la *chorée paralysante*.

L'observation suivante appartiendrait, d'après Gowers, à cette catégorie ; la marche de la maladie permettra seule de pouvoir l'affirmer.

OBSERVATION VIII (PERSONNELLE)

Monoplégie du bras gauche ; chorée paralysante probable.

X..., Elise, trois ans, vue à la consultation de l'hôpital des Enfants le 27 avril.

Fluxion de poitrine, il y a un an. Sa mère raconte

qu'elle est paralysée du bras gauche depuis l'avant-veille, sans qu'aucune circonstance permette de remonter à une origine traumatique. Absence de symptômes cérébraux. Impotence complète de la main et de l'avant-bras gauches, sans atrophie ; quelques mouvements persistent dans le bras. Sensibilité intacte. Marche sans faux pas. Rien à la face. Pas de mouvements choréiques. Défécation et miction normales.

Dans le premier fait que je rapporte, l'hypothèse de la paralysie infantile était facile à éliminer. En revanche, la première idée qui s'imposait à l'esprit était celle d'une paralysie consécutive soit à la *rougeole*, soit à la *diphtérie*. La forme des troubles paralytiques et surtout l'intégrité du voile du palais et des muscles oculaires, aussi bien que les commémoratifs m'avaient permis d'écarter la possibilité d'une infection diphtéritique antérieure.

Quant à la rougeole, les paralysies qu'elle entraîne sont peu communes et appartiennent surtout au premier septénaire qui suit l'éruption ou à la convalescence.

Ici la fièvre éruptive remontait à deux mois. Toutefois on a signalé l'apparition de phénomènes paralytiques quarante-deux jours après l'éruption ; mais il s'agissait alors, comme dans la plupart des observations où la rougeole a déterminé des complications analogues, il s'agissait, dis-je, de paralysies ascendantes avec diminution de la contractilité musculaire. De plus la forme paraplégique prédominerait généralement, et en tout cas on n'observerait point les signes d'incoordination sur lesquels je me suis appesanti.

Les mêmes remarques peuvent s'appliquer à toutes les fièvres éruptives ainsi qu'à la *fièvre ty- phoïde*. On trouvera surtout pour cette dernière py-

rexie, les meilleurs éléments d'information dans le
développement des amyotrophies et dans la constatation des troubles sensitifs. Et presque toujours
alors le commémoratif permettra de remonter à l'o-
rigine de ces paralysies des maladies aiguës.

Il en sera de même en ce qui concerne le *rhumatisme articulaire aigu*. J'ai déjà rappelé les différents
aspects qu'il imprime aux phénomènes paralytiques
qui s'y rattachent directement, et dont les caractères principaux consistent dans leur mobilité et leur
alternance avec les fluxions des jointures ou d'autres manifestations de la diathèse.

La coïncidence de l'hystérie et de la chorée n'est
pas rare dans l'enfance, de sorte qu'on doit se demander en pareil cas si la *paralysie hystérique* ne
serait pas en cause dans certains faits de chorée paralysante. La constatation des signes d'incoordination propres à cette dernière permettra toujours d'é-
liminer les mouvements choréiformes de l'hystérie, qui sont généralement aussi réguliers que
rythmés. Mais on peut rencontrer à la suite d'accidents hystériques assez variés des paralysies portant
surtout sur les membres inférieurs (Hénoch), et cela,
sans que la sensibilité soit modifiée, sans participation des sphincters, n'ayant pour seul phénomène
objectif qu'un affaissement complet dans la station
debout. Aussi la règle formulée par Gowers ne doit-
elle pas être considérée comme absolue, surtout lorsqu'il s'agit d'enfants au voisinage de la puberté. On
devra toujours s'enquérir auprès des parents
de l'existence des symptômes multiples qui peuvent,
aussi bien chez l'enfant que chez l'adulte, relever de l'hystérie.

La *méningite tuberculeuse* occasionne assez souvent

l'apparition de symptômes paralytiques qui ne prête-
ront pas à l'erreur s'il s'agit des formes franches de
la maladie. Mais dans certaines variétés à marche
prolongée, l'état parétique des membres peut accompagner des phénomènes cérébraux assez vagues analogues à ceux qu'on observe chez un grand nombre
de choréïques. C'est alors que les notions fournies
par les signes digestifs (vomissements, constipation),
que les douleurs de tête et les cris hydrencéphali-
ques, auxquels s'ajoutent les variabilités et les modifications du pouls, les troubles oculaires, la coïncidence fréquente des contractures des membres
frappés d'inertie, la succession assez habituelle de
l'état parétique à une roideur très accusée, permet-
tront d'éliminer l'hypothèse d'une simple chorée
paralysante.

Quant à la *chorée paralytique,* son début par des
troubles cérébraux graves et sa rareté dans l'enfance
me permettent de passer rapidement sur son diagnostic.

Je me borne à signaler les *paralysies post-épileptoïdes transitoires* pour lesquelles les différents
symptômes d'une attaque d'épilepsie précédant leur
apparition fixe le jugement sur leur origine.

Il n'est pas inutile de rappeler avec Ollive que certaines *paralysies traumatiques* pourraient encore de-
venir une cause d'erreur si l'on oubliait que leur
caractère prédominant consiste dans l'existence de
douleurs souvent très vives qui leur ont fait donner
par Chassaignac le nom de *paralysies douloureuses* des
jeunes enfants. Or les paralysies de la chorée sont
toujours indolentes et ne sauraient être confondues
avec ces dernières.

Pour la forme *paraplégique* il est indispensable
d'examiner la colonne vertébrale afin de s'assurer

qu'il n'existe pas de mal de Pott. Du reste les symptômes que j'ai décrits ne sauraient être confondus avec les processus divers d'origine méningo-myélitique qui déterminent l'apparition de la paraplégie.

Durée.-Terminaison.

La *durée* des paralysies de la chorée oscillerait, d'après Cadet de Gassicourt, entre six semaines et deux mois. On constate néanmoins des cas à évolution très rapide, tel que celui que rapporte Clifford Albert, au sujet d'une paralysie du voile du palais qui s'est dissipée en trois jours. Il est difficile d'assigner une moyenne exacte à ces troubles parétiques qui peuvent se prolonger sans toutefois entraîner jamais de paralysie incurable.

Mais la notion essentielle qui se dégage de toutes les observations permet d'envisager leur curabilité comme à peu près constante, lorsque les amyotrophies ne sont pas venues compliquer des lésions articulaires qui dans certains cas appartiennent moins au rhumatisme qu'à des arthropathies d'origine nerveuse engendrées par la chorée.

Tantôt les paralysies disparaissent et tout rentre dans l'ordre ; tantôt elles font place à la chorée qui suit alors son évolution.

Traitement

Cette marche graduelle vers la guérison, ne saurait évidemment dispenser de mettre en œuvre tous les moyens capables d'en rapprocher le terme. Chez mes trois malades j'ai employé l'antipyrine aux mêmes doses que dans la chorée ; et chez le second, l'électrisation m'a donné des résultats satisfaisants.

Le traitement arsénical était particulièrement préconisé par mon maître Archambault et l'observation personnelle d'Ollive en relate le succès.

L'hydrothérapie paraît donner également d'excellents résultats et a amené la guérison d'une malade de M. Charcot.

De sorte qu'en combinant l'action de l'antipyrine à l'électrisation et aux pratiques hydrothérapiques, concurremment avec l'administration des toniques et plus spécialement des ferrugineux, on aura des chances de réduire à son minimum la durée des troubles paralytiques qui s'associent à la chorée.

CONCLUSIONS

Des symptômes parétiques s'associent assez souvent à la chorée dont ils effacent en général les mouvements incoordonnés.

Leur apparition précède, escorte ou suit la chorée.

Ils peuvent à eux seuls constituer l'expression unique ou prédominante de cette névrose qui devient alors la *chorée molle* ou *chorée paralysante*.

Une recherche attentive permet le plus souvent de reconnaître alors quelques mouvements désordonnés qui mettent sur la voie du diagnostic.

Les troubles les plus fréquents sont : la monoplégie brachiale, l'hémiplégie sans participation de la face, la paralysie diffuse, la paraplégie, la paralysie du voile du palais.

L'abolition des réflexes tendineux et l'absence de troubles trophiques et sensitifs s'y rencontrent presque toujours.

L'excitation faradique des muscles ne paraît subir aucune modification.

Les amyotrophies semblent survenir de préférence à la suite des fluxions articulaires.

Le *diagnostic* comporte l'élimination des affections suivantes :

1° Paralysies spinales infantiles ;
2° Paralysies de la méningite tuberculeuse.
3° Paralysies des maladies aigues (fièvres éruptives, fièvre typhoïdes, rhumatisme aigu) ;
4° Paralysies hystériques ;
5° Paralysies choréiques ;
6° Paralysies post-épileptoïdes transitoires ;
7° Paralysies traumatiques douloureuses ;
Et pour la forme paraplégique, les paralysies du mal de Pott, et les paralysies du rhumatisme spinal.

Le *pronostic* est toujours favorable.

Le *traitement* doit viser la *chorée* dont les mouvements peuvent apparaître à la suite des paralysies, et s'adresser à l'affaiblissement de la motricité.
L'antipyrine et les toniques, l'électrisation et l'hydrothérapie en sont les agents principaux.

www.ingramcontent.com/pod-product-compliance
Lightning Source LLC
Chambersburg PA
CBHW070714210326
41520CB00016B/4339